## AVERTISSEMENT LÉGAL

Ce livre sert de matériel éducatif et de divertissement et ne remplace pas un avis ou un traitement médical professionnel. Bien que les informations présentées ici proviennent de sources fiables, à la connaissance de l'auteur, leur exactitude ne peut être garantie. L'Auteur ne peut être tenu responsable d'éventuelles erreurs ou omissions. Il est conseillé de consulter un professionnel de la santé avant de mettre en œuvre tout remède ou technique suggéré dans ce livre.

En utilisant les informations fournies, vous acceptez d'exonérer l'auteur et l'éditeur de toute responsabilité pour les dommages, dépenses ou frais juridiques découlant de l'application des conseils contenus dans le présent document. Cette clause de non-responsabilité englobe tous les dommages ou blessures résultant directement ou indirectement de l'utilisation des informations présentées, quelle que soit la cause de l'action.

Vous reconnaissez et assumez tous les risques associés à l'utilisation des informations contenues dans ce livre. Il est recommandé de consulter un médecin qualifié pour garantir l'adéquation et la sécurité avant de s'engager dans tout programme décrit ici.

Bonjour ! Nous espérons que vous trouverez cet ouvrage instructif et bénéfique pour votre parcours de santé. Si vous avez un instant, nous aimerions connaître votre opinion ! Partager votre expérience à travers une critique rapide ou un commentaire peut aider les autres à déterminer si cet ouvrage leur convient.

De plus, n'oubliez pas d'explorer l'ensemble de la série Listes sains pour des solutions de santé encore plus spécifiques !

Merci de faire partie de notre communauté !

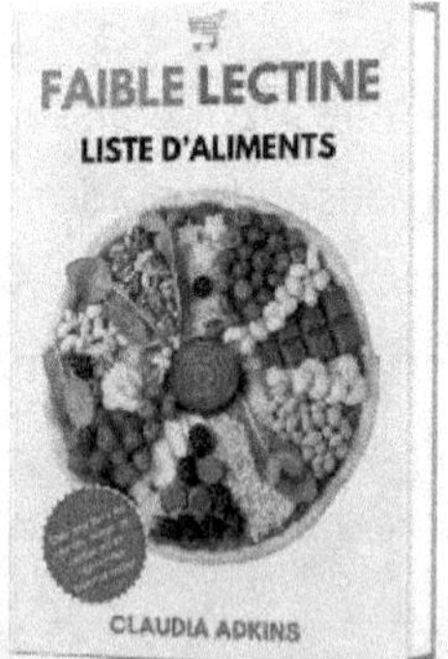

# Table des matières

# SOURCES

1.  **Liste des aliments du site de sensibilisation à l'intolérance à l'histamine (liste des aliments)**

**Lien** https://www.histamineintolérance.org.uk/about/the-food-diary/the-food-list/

2.  **Alison Vickery Anti-Alimentaire Liste**

**Lien**

https://www.alisonvickery.com/blog/anti-histamine-foods

3.  **Aliments réduisant l'histamine SFGATE**

**Lien** https://healthyeating.sfgate.com/histaminereducing-foods-12197.html

4.  **Liste principale Factvsfitness des aliments à faible teneur en histamine**

**Lien:** https://factvsfitness.com/blogs/news/histamine-intolérance-food-list

5.  **Liste des aliments SIGHI**

**Lien**

https://www.mastzellaktivierung.info/downloads/foodlist/21_FoodList_EN_alphabetic_withCateg.pdf

6.  **Liste des aliments du site d'intolérance à l'histamine**

**Lien**

https://histamineintolérance.net/foodlist

7.  Listes d'aliments à histamine faible et élevée MastCell360

**Lien**

https://mastcell360.com/low-histamine-foods-list/

8.  **Guérison de l'histamine, histamine dans les listes d'aliments**

**Lien**

https://healinghistamine.com/what-is-histamine/histamine-in-food-lists/

9.  **Weekand - Aliments réduisant l'histamine**

**Lien**

https://www.weekand.com/healthyliving/article/histaminereducing-foods-18013566.php

10.  **BBC bonne nourriture**

**Lien** https://www.bbcgoodfood.com

11.  **Maison Santé**

**Lien** https://casadesante.com/blogs/gut-health

12.  **La nourriture est bonne**

**Lien**

https://foodisgood.com

# INTRODUCTION

Bienvenue dans ce livre ! Je tiens à vous féliciter pour votre choix. En tant que personne qui souffre également d'intolérance à l'histamine, je sais combien il peut être frustrant de trouver des informations fiables sur les aliments à éviter. C'est pourquoi j'ai mis tant d'efforts dans la création de ce guide. J'ai passé beaucoup de temps à rechercher les informations diététiques les plus fiables au monde, en classant soigneusement les aliments en groupes à faible teneur en histamine et à forte teneur en histamine. J'ai même collaboré avec des diététiciens talentueux et des cuisiniers spécialisés dans les régimes à faible teneur en histamine pour m'assurer que ce livre aille au-delà d'une simple liste.

Ce livre n'est pas une compilation d'explications complexes ; c'est un outil pratique. Bien que l'intolérance à l'histamine puisse varier d'une personne à l'autre, cette liste fournit une base solide pour votre parcours. Mon objectif est de simplifier votre prise de décision lorsqu'il s'agit de choisir des aliments. Que vous fassiez vos courses, que vous sortiez dîner ou que vous expérimentiez de nouvelles recettes, ce livre sera votre ressource ultime pour identifier les aliments susceptibles d'avoir des niveaux élevés d'histamine, de déclencher sa libération ou d'entraver la capacité de votre corps à la décomposer. Travaillons ensemble pour vous aider à vivre votre meilleure vie à faible teneur en histamine !

Ce livre contient uniquement une liste d'aliments et leurs niveaux d'histamine, mais pour ceux qui ont choisi ce livre par souci de connaissance ou qui pensent que leurs symptômes sont causés par une intolérance à l'histamine, j'apprécie vos efforts. Avant de lister les aliments, j'aimerais vous parler un peu de l'intolérance à l'histamine (HIT).

## Intolérance à l'histamine : les bases

D'accord, vous vous demandez donc si cette histoire d'histamine pourrait être la cause de ces maux de tête agaçants ou de ces problèmes de ventre imprévisibles. Voyons cela de plus près...

Imaginez l'histamine comme un petit messager dans votre corps. Elle remplit des fonctions importantes, comme aider votre système immunitaire à combattre les intrus. Normalement, votre corps dispose d'une équipe d'enzymes (imaginez-les comme des équipes de nettoyage) appelées Diamine Oxydase (DAO) qui décomposent l'histamine lorsqu'elle a terminé son travail. Mais avec l'intolérance à l'histamine, c'est comme si votre équipe de nettoyage manquait de personnel ou prenait une très longue pause-café. L'histamine commence à s'accumuler, et c'est là que les choses se compliquent. Elle peut provoquer toutes sortes de symptômes étranges - ballonnements, maux de tête, démangeaisons cutanées, et bien d'autres encore !

**Alors, comment savoir s'il s'agit d'une intolérance à l'histamine ?**

Malheureusement, il n'y a pas de tampon "intolérance à l'histamine" rapide et facile qu'ils peuvent mettre sur votre front. Voici ce que vous pouvez faire:

- **Discutez avec votre médecin :** Un bon point de départ est de consulter un médecin qui connaît bien les allergies ou les problèmes intestinaux. Il voudra tout savoir sur vos symptômes et pourrait vous suggérer des tests.

- **Le régime détective :** Cela signifie éliminer les aliments riches en histamine pendant un certain temps, puis les réintroduire un par un. C'est comme jouer au détective avec votre corps pour voir ce qui le fait dérailler.

- **Le test sanguin peut-être utile :** Vous pourriez faire un test sanguin pour vérifier vos niveaux d'enzyme Diamine Oxydase (DAO), mais ce n'est pas toujours la solution.

**Points importants à retenir:**

- **Chaque personne est différente.** Certaines personnes sont très sensibles à de très petites quantités d'histamine, tandis que d'autres peuvent en tolérer davantage. Il s'agit de découvrir vos propres limites.

- **Ce n'est pas une allergie.** Il s'agit de l'équipe de nettoyage de votre corps, pas de votre système immunitaire qui s'emballe, comme avec une allergie alimentaire.

J'espère que cela vous donne une image plus claire !

## Comment utiliser ce livre

Considérez ce livre comme votre fidèle compagnon dans votre parcours à faible teneur en histamine. Voici comment l'utiliser à votre avantage. Dans la liste complète, chaque aliment est classé en catégories simples :

- **"Faible teneur en histamine" (LH):** Généralement un choix plus sûr, qui réduit l'inflammation liée à l'intolérance à l'histamine.

- **"Forte teneur en histamine" (HH):** À éviter autant que possible.

- **"Niveaux discutables" (D) :** Les recherches n'ont pas abouti à une conclusion définitive ou ces aliments devraient être consommés en petites portions.

- **"Libérateurs d'histamine" (HL):** Ces aliments ne contiennent pas beaucoup d'histamine eux-mêmes, mais déclenchent sa libération dans votre corps et devraient également être évités.

- **"Bloqueurs de DAO" (DB):** Ces aliments interfèrent avec votre enzyme qui dégrade l'histamine.

N'oubliez pas de commencer lentement et d'écouter votre corps. Un changement radical de régime alimentaire peut être accablant ! Essayez plutôt de réduire progressivement les aliments riches en histamine et observez comment vous vous sentez. Avec le temps, et peut-être même avec les conseils de votre médecin, vous pourriez être en mesure de réintroduire certains aliments pour profiter d'une alimentation plus variée.

Souvenez-vous qu'il n'y a pas de méthode unique pour gérer l'intolérance à l'histamine. Soyez patient, faites attention à ce qui fonctionne pour VOUS et utilisez ce livre comme un outil dans votre cheminement vers la guérison et une vie équilibrée et saine.

### Note

La liste d'aliments ci-dessous est très complète, offrant des informations détaillées sur une grande variété d'aliments et leur teneur en lectines. Cependant, elle n'est pas exhaustive, et certains aliments répertoriés pourraient ne pas être disponibles dans votre région ou pourraient être connus sous des noms différents. Utilisez ce guide comme une ressource fiable pour naviguer dans votre alimentation sans lectines, mais tenez toujours compte des variations locales et de la disponibilité.

# Liste des aliments

## Légumes et Céréales

### Algues et dérivés d'algues

Bien que n'étant pas techniquement des légumes, les dérivés d'algues comme le carraghénane et l'alginate sont utilisés comme épaississants dans divers aliments. Vous les trouverez dans les produits laitiers (comme le yaourt), les alternatives non laitières (lait d'amande, fromage végétalien) et même dans certaines épices pour fruits de mer. Il est sage de faire des recherches plus approfondies sur ces additifs pour faire des choix éclairés.

- **Forte teneur en histamine (HH)**

### Amarante

Les céréales sans gluten comme l'amarante sont considérées comme des aliments à faible teneur en histamine.

- **Faible teneur en histamine (LH)**

### Asperges

Ce légume favorable à la perte de poids a une faible teneur en histamine.

- **Faible teneur en histamine (LH)**

### Pousses de bambou

Cet aliment est réputé pour être pauvre en histamine, mais il est connu pour déclencher des allergies liées à l'intolérance à l'histamine chez certaines personnes, en particulier les pousses de bambou en conserve.

- **Niveaux discutables (D)**

### Orge

L'orge est considérée comme un aliment à faible teneur en histamine, mais si vous êtes très sensible, je vous suggère de l'éviter.

- **Niveaux discutables (D)**

### Malt d'orge

Cette céréale et les produits alimentaires qui en contiennent beaucoup sont considérés comme riches en histamine. Mais sa tolérance dépend de chaque individu.

- **Forte teneur en histamine (HH)**

### Betterave

- **Faible teneur en histamine (LH)**

### Bok choy

- **Faible teneur en histamine (LH)**

### Brocoli

- **Faible teneur en histamine (LH)**

Choux de Bruxelles

Ces légumes crucifères font partie du régime alimentaire à faible teneur en histamine.

- **Faible teneur en histamine (LH)**

Sarrasin

Il y a une petite contradiction concernant le sarrasin en tant qu'aliment riche en histamine, car son enveloppe contient de la fagopyrine. Mais le sarrasin que l'on trouve dans la plupart des magasins est décortiqué, de sorte que le grain restant est complètement pauvre en histamine.

Chou

Le chou vert et le chou blanc sont des aliments à faible teneur en histamine.

- **Faible teneur en histamine (LH)**

Carotte

Dans quelques études, il a été rapporté que bien que les carottes soient généralement considérées comme ayant une faible teneur en histamine, elles contiennent de petites quantités de tyramine, et chez certaines personnes souffrant d'intolérance à l'histamine, cela pourrait déclencher une libération d'histamine.

- **Faible teneur en histamine (LH)**

- **Niveaux discutables (D)**

Manioc

- **Faible teneur en histamine (LH)**

Farine de manioc

- **Faible teneur en histamine (LH)**

Céleri

- **Faible teneur en histamine (LH)**

Chou-fleur

- **Faible teneur en histamine (LH)**

Cresson

- **Faible teneur en histamine (LH)**

Concombre

- **Faible teneur en histamine (LH)**

Endive

- **Faible teneur en histamine (LH)**

Extrait de malt

- **Forte teneur en histamine (HH)**

Fenouil

- **Faible teneur en histamine (LH)**

Fleur de fenouil

- **Faible teneur en histamine (LH)**

Ail

L'ail est pauvre en histamine, mais il contient de la N-acétylcystéine et de la quercétine, qui sont des libérateurs d'histamine et des bloqueurs de DAO.

- **Bloqueurs de DAO (DB)**

- **Libérateurs d'histamine (HL)**

Pousses de pois

Les pousses de pois ont une forte concentration de DAO et, en tant que telles, elles sont très bonnes pour décomposer et réduire l'histamine dans le corps.

- **Faible teneur en histamine (LH)**

Moringa

Des études ont montré que le moringa a des propriétés antihistaminiques.

- **Faible teneur en histamine (LH)**

Chou-rave

- **Niveaux discutables (D)**

Mâche

- **Faible teneur en histamine (LH)**

### Poireaux

Les poireaux contiennent de l'histamine, mais ils ne sont pas considérés comme des aliments riches en histamine. La cause d'une réaction diffère donc fortement d'un individu à l'autre.

- **Niveaux discutables (D)**

### Avoine

- **Faible teneur en histamine (LH)**

### Pak choï

- **Faible teneur en histamine (LH)**

### Chou fermenté

- **Forte teneur en histamine (HH)**

### Concombre mariné

- **Forte teneur en histamine (HH)**

### Pomme de terre

- **Faible teneur en histamine (LH)**

### Quinoa

- **Faible teneur en histamine (LH)**

### Radis

Les radis rouges et blancs ont une faible teneur en histamine.

- **Faible teneur en histamine (LH)**

### Algues rouges

- **Forte teneur en histamine (HH)**

Chou rouge

- **Faible teneur en histamine (LH)**

Riz

- **Faible teneur en histamine (LH)**

Choucroute

- **Forte teneur en histamine (HH)**

Riz noir

- **Faible teneur en histamine (LH)**

Épinards

- **Forte teneur en histamine (HH)**

Patate douce

- **Faible teneur en histamine (LH)**

Trèfle

- **Faible teneur en histamine (LH)**

Navet

- **Niveaux discutables (D)**

Blé

- **Niveaux discutables (D)**

Germe de blé

- **Libérateurs d'histamine (HL)**

Oignon (blanc, rouge et jaune)

- **Faible teneur en histamine (LH)**

### Riz sauvage

Aussi appelé riz des lacs.

- **Faible teneur en histamine (LH)**

### Igname

Ce légume-racine riche en fibres est considéré comme un aliment à faible teneur en histamine.

- **Faible teneur en histamine (LH)**

# Fruits, Noix et Graines

### Acérola

L'acérola, également connue sous le nom de cerise de la Barbade, est un petit arbuste ou arbre qui produit des fruits rouge vif, semblables à des cerises. Ces petites centrales sont remplies de vitamine C, ainsi que d'autres vitamines et minéraux bénéfiques.

- **Faible teneur en histamine (LH)**

### Amande

Les amandes sont faibles en histamine, mais elles produisent également des bio-amines qui utilisent la DAO, augmentant ainsi l'accumulation d'histamine. Il est conseillé de consommer les amandes en petites portions.

- **Niveaux discutables (D)**

## Pomme

- **Faible teneur en histamine (LH)**

## Abricot

- **Faible teneur en histamine (LH)**

## Artichaut

- **Faible teneur en histamine (LH)**

## Aubergine

L'aubergine est connue pour contenir une teneur élevée en histamine, mais n'aggravera pas les symptômes de l'intolérance à l'histamine chez certaines personnes.

- **Forte teneur en histamine (HH)**

- **Niveaux discutables (D)**

## Vinaigre de cidre de pomme

Ce vinaigre est riche en histamine et provoque également la libération d'histamine par le corps.

- **Forte teneur en histamine (HH)**

- **Libérateurs d'histamine (HL)**

## Avocat

- **Forte teneur en histamine (HH)**

### Banane

- **Libérateurs d'histamine (HL)**

- **Bloqueurs de DAO (DB)**

### Poivron

- **Faible teneur en histamine (LH)**

### Mûre

Cette baie convient à un régime pauvre en histamine.

- **Faible teneur en histamine (LH)**

### Cassis

- **Faible teneur en histamine (LH)**

### Myrtilles

- **Faible teneur en histamine (LH)**

### Mûre de Boysen

- **Faible teneur en histamine (LH)**

### Noix du Brésil

Les noix du Brésil sont considérées comme des aliments à faible teneur en histamine.

- **Faible teneur en histamine (LH)**

### Noix de cajou

Bien que les noix de cajou aient une faible teneur en histamine, elles contiennent d'autres substances qui peuvent interférer avec la dégradation de l'histamine.

- **Faible teneur en histamine (LH)**

- **Niveaux discutables (D)**



Les dattes sont pauvres en histamine, mais chez certaines personnes, elles sont connues pour provoquer des symptômes en raison de leur teneur en sulfites lorsqu'elles sont séchées.

- **Faible teneur en histamine (LH)**

- **Niveaux discutables (D)**

Graines de lin
- **Faible teneur en histamine (LH)**

Groseille à maquereau
- **Faible teneur en histamine (LH)**

Pamplemousse
- **Forte teneur en histamine (HH)**

Goyave
- **Forte teneur en histamine (HH)**

Noisettes
- **Niveaux discutables (D)**

Kiwi
- **Libérateurs d'histamine (HL)**

### Citron

Comme pour la plupart des agrumes, le citron ou son zeste est connu pour libérer de l'histamine.

- **Libérateurs d'histamine (HL)**

### Citron vert

- **Libérateurs d'histamine (HL)**

### Airelle rouge

- **Faible teneur en histamine (LH)**

### Pastèque

- **Libérateurs d'histamine (HL)**

### Melon

- **Faible teneur en histamine (LH)**

### Tomates

- **Libérateurs d'histamine (HL)**

### Orange

L'orange et son jus provoquent tous deux la libération d'histamine.

- **Libérateurs d'histamine (HL)**

### Poires

- **Forte teneur en histamine (HH)**

### Kaki

- **Faible teneur en histamine (LH)**

Ananas

- **Libérateurs d'histamine (HL)**

Pistache

Les études actuelles sont contradictoires sur le niveau d'histamine dans les pistaches, car leur teneur en histamine est faible, mais elles déclenchent parfois la libération d'histamine chez certaines personnes.

- **Libérateurs d'histamine (HL)**

- **Niveaux discutables (D)**

Fruit du dragon

- **Faible teneur en histamine (LH)**

Prune

- **Faible teneur en histamine (LH)**

- **Niveaux discutables (D)**

Grenade

- **Faible teneur en histamine (LH)**

Pruneau

La plupart des fruits secs sont riches en histamine.

- **Forte teneur en histamine (HH)**

Téguments de graines de psyllium

- **Faible teneur en histamine (LH)**

Fruit de la passion

- **Faible teneur en histamine (LH)**

Groseilles

- **Faible teneur en histamine (LH)**

Cynorrhodon

Ces petits fruits sont pauvres en histamine, mais ils sont également capables de libérer de l'histamine des cellules.

- **Faible teneur en histamine (LH)**

- **Libérateurs d'histamine (HL)**

Pêches

- **Faible teneur en histamine (LH)**

Sharon fruit

- **Faible teneur en histamine (LH)**

Courge

- **Faible teneur en histamine (LH)**

Fraise

- **Forte teneur en histamine (HH)**

Graines de tournesol

- **Forte teneur en histamine (HH)**

Noix

- **Libérateurs d'histamine (HL)**

Courgette

- **Faible teneur en histamine (LH)**

# Herbes et épices

Basilic

- **Faible teneur en histamine (LH)**

Carvi noir

Le carvi noir, populairement appelé cumin noir, est très sain et est considéré comme un aliment à faible teneur en histamine.

- **Faible teneur en histamine (LH)**

Carvi

- **Faible teneur en histamine (LH)**

Cumin

Les graines de cumin sont pauvres en histamine, mais cela dépend de leur état actuel. Lorsque les graines de cumin sont fraîches et conservées au frais, leur niveau d'histamine est faible, mais si elles sont mal stockées dans des conditions chaudes, leur teneur en histamine augmente et elles sont également connues pour provoquer la libération d'histamine.

- **Faible teneur en histamine (LH)**

Poudre de curry

La poudre de curry a généralement une faible teneur en histamine. Cependant, les variations dans les mélanges d'épices et les ingrédients ajoutés peuvent influencer cela, il est donc important de lire attentivement les étiquettes.

- **Faible teneur en histamine (LH)**

- **Niveaux discutables (D)**

Fenugrec

- **Niveaux discutables (D)**

Gingembre

- **Faible teneur en histamine (LH)**

Basilic sacré

- **Faible teneur en histamine (LH)**

Thé noir

- **Bloqueurs de DAO (DB)**

Estragon

- **Faible teneur en histamine (LH)**

Noix de muscade

- **Niveaux discutables (D)**

Origan

- **Faible teneur en histamine (LH)**

## Persil

- **Faible teneur en histamine (LH)**

## Poivre noir

- **Forte teneur en histamine (HH)**

## Cumin persan

- **Faible teneur en histamine (LH)**

## Galanga

- **Faible teneur en histamine (LH)**

## Curcuma

- **Faible teneur en histamine (LH)**

## Coriandre

- **Faible teneur en histamine (LH)**

## Romarin

- **Faible teneur en histamine (LH)**

## Sauge

- **Faible teneur en histamine (LH)**

## Graines de badiane

- **Niveaux discutables (D)**

## Cannelle

- **Forte teneur en histamine (HH)**

## Thym

- **Faible teneur en histamine (LH)**

La vanille est pauvre en histamine, mais peut provoquer des réactions chez certaines personnes, elle doit donc être consommée en petites quantités. Cela s'applique à tous les produits à base de vanille (sucre vanillé, poudre de vanille, extrait de vanille).

- **Niveaux discutables (D)**

# Viande, Volaille, Poisson et Produits Laitiers

### Blancs d'œufs

Autrefois considérés comme déclencheurs de la libération d'histamine, des recherches suggèrent qu'ils sont probablement faibles en histamine.

- **Niveaux discutables (D)**

### Jaune d'œuf

Le jaune d'œuf contient de l'histamine, mais en très faible quantité.

- **Faible teneur en histamine (LH)**

Ces viandes sont connues pour avoir des niveaux élevés d'histamine, surtout si elles sont restées non réfrigérées pendant une longue période.

- **Forte teneur en histamine (HH)**



Oui, les anchois sont connus pour leur teneur élevée en histamine, mais gardez à l'esprit que cela peut varier en fonction de leur fraîcheur et de la façon dont ils sont transformés.

- **Forte teneur en histamine (HH)**



Les viandes fumées comme le salami et les saucisses sont connues pour avoir une teneur élevée en histamine.

- **Forte teneur en histamine (HH)**



Le bœuf frais, congelé ou réfrigéré est considéré comme un aliment à faible teneur en histamine. Cependant, la viande vieillie est considérée comme un aliment à forte teneur en histamine.

- **Niveaux discutables (D)**



Les fromages affinés, tels que le fromage à moisissure, le fromage bleu et le cheddar, sont les produits les plus couramment responsables des allergies liées à l'intolérance à l'histamine.

- **Forte teneur en histamine (HH)**

## Poulet

Le poulet frais ou congelé est un bon choix à faible teneur en histamine. Évitez le poulet plus vieux ou mal conservé, car il devient riche en histamine en raison de la détérioration.

- **Faible teneur en histamine (LH)**

## Bouillon

Le bouillon et le consommé de bœuf du commerce sont souvent riches en histamine en raison d'ingrédients comme l'extrait de levure, le glutamate et les épices contenant de l'histamine.

## Butterkäse

- **Faible teneur en histamine (LH)**

## Babeurre

En raison de sa nature fermentée, il est considéré comme un aliment à forte teneur en histamine.

- **Forte teneur en histamine (HH)**

## Crème

Lorsqu'il n'y a pas d'additifs, la crème est considérée comme un aliment à faible teneur en histamine.

- **Faible teneur en histamine (LH)**

## Viande séchée

- **Forte teneur en histamine (HH)**

Canard

Le canard frais ou congelé est un bon choix à faible teneur en histamine. Évitez le canard plus vieux ou mal conservé, car il devient riche en histamine en raison de la détérioration.

- **Faible teneur en histamine (LH)**

Oeufs (œufs entiers)
- **Forte teneur en histamine (HH)**

Yaourt

Le niveau d'histamine du yaourt varie car il dépend du type de bactéries (probiotiques) utilisées lors de la production.

- **Niveaux discutables (D)**

Lait de brebis

Il est considéré comme un aliment à faible teneur en histamine tant qu'il est réfrigéré ou frais.

- **Faible teneur en histamine (LH)**

Fromage feta
- **Forte teneur en histamine (HH)**

Fromage cottage
- **Faible teneur en histamine (LH)**

Poisson

Le poisson est pauvre en histamine lorsqu'il est frais (dans l'heure) ou congelé (dans l'heure). Mais...

- **Faible teneur en histamine (LH)**

## Poisson (conservé ou glacé)

Le poisson conservé sur des étals ou dans de la glace voit sa teneur en histamine augmenter.

- **Forte teneur en histamine (HH)**

## Poisson fumé

- **Forte teneur en histamine (HH)**

## Fromage Fontina

- **Forte teneur en histamine (HH)**

## Gibier (viande)

- **Niveaux discutables (D)**

## Fromage Gouda

Comme pour la plupart des aliments fermentés, le fromage Gouda affiné a une teneur élevée en histamine.

- **Forte teneur en histamine (HH)**

## Agneau

L'agneau fraîchement cuit est une viande préférable à faible teneur en histamine.

- **Faible teneur en histamine (LH)**

## Langouste

Les homards sont pauvres en histamine lorsqu'ils sont fraîchement pêchés ou immédiatement congelés, mais la plupart du temps, les homards achetés en magasin contiennent de grandes quantités d'histamine.

- **Forte teneur en histamine (HH)**

Lait en poudre
- **Niveaux discutables (D)**

Lait pasteurisé
- **Faible teneur en histamine (LH)**

Autruche
Comme le gibier sauvage, elle a une faible teneur en histamine, à condition qu'elle soit encore fraîche.

- **Faible teneur en histamine (LH)**

Huître
- **Forte teneur en histamine (HH)**

Thon en conserve
- **Forte teneur en histamine (HH)**

Viande en conserve
- **Forte teneur en histamine (HH)**

Porc
- **Faible teneur en histamine (LH)**

Fromage fondu
- **Forte teneur en histamine (HH)**

## Crevette

- **Libérateurs d'histamine (HL)**

## Oeufs de caille

- **Faible teneur en histamine (LH)**

## Caille

La viande de cet oiseau est pauvre en histamine seulement si elle est fraîche ou congelée immédiatement.

- **Faible teneur en histamine (LH)**

## Lapin

Faible en histamine seulement s'il est frais ou congelé immédiatement.

- **Faible teneur en histamine (LH)**

## Lait cru

- **Faible teneur en histamine (LH)**

## Lait de riz

Le riz est un aliment à faible teneur en histamine, mais dans le lait de riz, d'autres substances peuvent influencer le niveau d'histamine du lait.

- **Niveaux discutables (D)**

## Fromage ricotta

Un fromage ricotta non affiné a une faible teneur en histamine.

- **Faible teneur en histamine (LH)**

Salami

- **Forte teneur en histamine (HH)**

Saumon

Le saumon ne peut être consommé comme un aliment à faible teneur en histamine que lorsqu'il est frais ou immédiatement congelé dans l'heure.

- **Forte teneur en histamine (HH)**

Saucisse

- **Forte teneur en histamine (HH)**

Fruits de mer

- **Forte teneur en histamine (HH)**

Dinde

Pour un choix à faible teneur en histamine, optez pour de la dinde fraîche ou assurez-vous qu'elle a été congelée dans l'heure qui suit l'abattage.

- **Faible teneur en histamine (LH)**

Veau

Faible en histamine seulement s'il est frais ou congelé immédiatement.

- **Faible teneur en histamine (LH)**

Lactosérum (petit-lait)

- **Faible teneur en histamine (LH)**

# Huiles

### Huile de carvi noir

Cette huile, ainsi que ses graines, sont considérées comme des aliments à faible teneur en histamine.

- **Faible teneur en histamine (LH)**

### Beurre

Le beurre est pauvre en histamine. Bien que certaines personnes aient des déclencheurs différents.

- **Faible teneur en histamine (LH)**

### Huile de fleur de fenouil

- **Faible teneur en histamine (LH)**

### Saindoux

- **Faible teneur en histamine (LH)**

### Huile de fleur de muscade

- **Faible teneur en histamine (LH)**

### Huile de palmiste

- **Faible teneur en histamine (LH)**

### Huile de graines de courge

- **Faible teneur en histamine (LH)**

### Huile de canola

Également connue sous le nom d'huile de colza.

- **Faible teneur en histamine (LH)**

### Huile de coriandre

- **Faible teneur en histamine (LH)**

### Huile de tournesol

L'huile de tournesol est considérée comme un aliment à forte teneur en histamine lorsqu'elle est utilisée pendant une longue période.

- **Niveaux discutables (D)**

### Huile de noix

- **Libérateurs d'histamine (HL)**

# Boissons, smoothies et édulcorants

### Sirop d'agave

Bien qu'il existe des contradictions concernant les édulcorants comme le sirop d'agave contenant une forte teneur en histamine, il a été découvert que le sirop d'agave naturel sans additifs contient très peu d'histamine.

- **Faible teneur en histamine (LH)**

### Sirop d'érable

Le sirop d'érable est un autre édulcorant considéré comme sûr.

- **Faible teneur en histamine (LH)**

### Alcool et boissons alcoolisées

Les boissons alcoolisées telles que la bière, le vin et le cidre sont connues pour avoir des niveaux d'histamine plus élevés. Mais les boissons comme la vodka nature, le gin et le rhum blanc sont toutes faibles en histamine. Cependant, consommez-les avec modération ou, mieux encore, supprimez-les complètement.

- **Bloqueurs de DAO (DB)**

- **Forte teneur en histamine (HH)**

### Édulcorants artificiels

La consommation excessive d'édulcorants artificiels peut potentiellement entraîner une augmentation de l'inflammation, connue pour favoriser la libération d'histamine.

- **Forte teneur en histamine (HH)**

- **Libérateurs d'histamine (HL)**

### Brandy

- **Bloqueurs de DAO (DB)**

- **Forte teneur en histamine (HH)**

### Tisane de camomille

- **Faible teneur en histamine (LH)**

- **Forte teneur en histamine (HH)**



- **Faible teneur en histamine (LH)**

## Boissons énergisantes

- **Forte teneur en histamine (HH)**

- **Bloqueurs de DAO (DB)**



- **Forte teneur en histamine (HH)**



- **Faible teneur en histamine (LH)**



- **Faible teneur en histamine (LH)**



Le chocolat ne contient pas beaucoup d'histamine, mais il peut déclencher la libération par votre corps de sa propre histamine stockée. De plus, il contient des composés qui peuvent rendre plus difficile la dégradation de l'histamine par votre corps.

- **Bloqueurs de DAO (DB)**

- **Libérateurs d'histamine (HL)**

- **Faible teneur en histamine (LH)**



- **Libérateurs d'histamine (HL)**

## Tisane de menthe poivrée

- **Faible teneur en histamine (LH)**



- **Forte teneur en histamine (HH)**



- **Faible teneur en histamine (LH)**



- **Forte teneur en histamine (HH)**



En raison des niveaux inconnus d'histamine dans les édulcorants ajoutés aux sodas, on peut considérer qu'ils contiennent de l'histamine.

- **Niveaux discutables (D)**

- **Forte teneur en histamine (HH)**



- **Niveaux discutables (D)**

Lait de soja

- **Forte teneur en histamine (HH)**

Saccharose

- **Faible teneur en histamine (LH)**

Spiritueux

- **Forte teneur en histamine (HH)**

Tisane de verveine

- **Faible teneur en histamine (LH)**

# Légumineuse

Haricots

- **Forte teneur en histamine (HH)**
- **Libérateurs d'histamine (HL)**

Cacahuètes

- **Forte teneur en histamine (HH)**
- **Libérateurs d'histamine (HL)**

Soja

- **Forte teneur en histamine (HH)**
- **Libérateurs d'histamine (HL)**

Pois

- **Forte teneur en histamine (HH)**

- **Libérateurs d'histamine (HL)**

### Haricots rouges

- **Forte teneur en histamine (HH)**
- **Libérateurs d'histamine (HL)**

### Pois chiches

- **Forte teneur en histamine (HH)**
- **Libérateurs d'histamine (HL)**

### Haricots verts

- **Niveaux discutables (D)**
- **Libérateurs d'histamine (HL)**

### Haricots Borlotti

- **Forte teneur en histamine (HH)**
- **Libérateurs d'histamine (HL)**

### Fève

Également connue sous le nom de fève des marais

- **Forte teneur en histamine (HH)**

### Germes de soja

C'est l'une des rares légumineuses considérées comme un aliment à faible teneur en histamine, car c'est une bonne source de DAO.

- **Faible teneur en histamine (LH)**

### Lentilles

- **Faible teneur en histamine (LH)**

- **Niveaux discutables (D)**

Légumineuses

- **Forte teneur en histamine (HH)**

# Suppléments

Pain

Le pain et les aliments contenant du gluten ont des quantités élevées d'histamine en raison de leur processus de fermentation.

- **Forte teneur en histamine (HH)**

Cèpe de Bordeaux

Ces champignons sont pauvres en histamine, mais chez certaines personnes, ils peuvent déclencher la libération d'histamine.

- **Faible teneur en histamine (LH)**

- **Libérateurs d'histamine (HL)**

Vinaigre blanc distillé

- **Faible teneur en histamine (LH)**

Graines de chanvre

- **Faible teneur en histamine (LH)**

## Menthe poivrée

- **Faible teneur en histamine (LH)**

## Lait de poule

- **Niveaux discutables (D)**

## Pâtes de maïs

- **Faible teneur en histamine (LH)**

## Champignon Porcini

Les champignons Porcini frais sont considérés comme comestibles pour un régime pauvre en histamine. Mais ils peuvent encore causer des problèmes d'intolérance à l'histamine chez certaines personnes.

- **Niveaux discutables (D)**

## Vinaigre de vin rouge

- **Forte teneur en histamine (HH)**

## Galettes de riz soufflé

- **Faible teneur en histamine (LH)**

## Nouilles de riz

- **Faible teneur en histamine (LH)**

## Additifs avec protéines végétales hydrolysées

- **Faible teneur en histamine (LH)**

- **Libérateurs d'histamine (HL)**

## Fruits de mer

- **Forte teneur en histamine (HH)**

## Algues

- **Forte teneur en histamine (HH)**

## Sauce soja

- **Forte teneur en histamine (HH)**

## Amidon

- **Faible teneur en histamine (LH)**

## Noix tigrée (souchet)

- **Faible teneur en histamine (LH)**

## Vinaigre balsamique

- **Forte teneur en histamine (HH)**

## Levure

- **Niveaux discutables (D)**

## Extrait de levure

- **Forte teneur en histamine (HH)**

## Aliments déclencheurs

# Aliments ou ingrédients préférés

<u>**Recommandations au restaurant**</u>

# Aliments déclencheurs

<u>**Recommandations au restaurant**</u>

## Aliments déclencheurs

<u>Aliments ou ingrédients préférés</u>

<u>**Recommandations au restaurant**</u>

# Aliments déclencheurs

## Aliments ou ingrédients préférés

<u>**Recommandations au restaurant**</u>

<u>**Aliments déclencheurs**</u>

# <u>Aliments ou ingrédients préférés</u>

# Liste d'index

Liste d'index alphabétique pour une recherche facile des aliments.

| | |
|---|---|
| Banane | 34 |
| Basilic | 39 |
| Basilic sacré | 40 |
| Betterave | 26 |
| Beurre | 50 |
| Blancs d'œufs | 42 |
| Blé | 31 |
| Bœuf | 43 |
| Boissons gazeuses | 54 |
| Bok choy | 26 |
| Bouillon | 44 |
| Brandy | 52 |
| Brocoli | 26 |
| Butterkäse | 44 |
| Cacahuètes | 55 |
| Caille | 48 |
| Canard | 45 |
| Cannelle | 41 |
| Carotte | 27 |
| Carvi | 39 |
| Carvi noir | 39 |
| Cassis | 34 |
| Céleri | 28 |
| Cèpe de Bordeaux | 57 |
| Champagne | 53 |
| Champignon Porcini | 58 |
| Chocolat | 53 |
| Chou | 27 |
| Chou fermenté | 30 |

| | |
|---|---|
| Chou rouge | 31 |
| Choucroute | 31 |
| Chou-fleur | 28 |
| Chou-rave | 29 |
| Choux de Bruxelles | 27 |
| Citron | 36 |
| Citron vert | 36 |
| Concombre | 28 |
| Concombre mariné | 30 |
| Coriandre | 41 |
| Courge | 38 |
| Courgette | 39 |
| Crème | 44 |
| Cresson | 28 |
| Crevette | 48 |
| Cumin | 39 |
| Cumin persan | 41 |
| Curcuma | 41 |
| Cynorrhodon | 38 |
| Dattes | 35 |
| Dextrose | 53 |
| Dinde | 49 |
| Édulcorants artificiels | 52 |
| Endive | 28 |
| Épinards | 31 |
| Espresso | 53 |
| Estragon | 40 |
| Extrait de levure | 59 |
| Extrait de malt | 28 |

| | |
|---|---|
| Farine de manioc | 28 |
| Fenouil | 28 |
| Fenugrec | 40 |
| Fève | 56 |
| Fleur de fenouil | 28 |
| Fraise | 38 |
| Fromage | 43 |
| Fromage cottage | 45 |
| Fromage feta | 45 |
| Fromage fondu | 47 |
| Fromage Fontina | 46 |
| Fromage Gouda | 46 |
| Fromage ricotta | 48 |
| Fructose | 53 |
| Fruit de la passion | 38 |
| Fruit du dragon | 37 |
| Fruits de mer | 49 |
| Fruits de mer | 59 |
| Galanga | 41 |
| Galettes de riz soufflé | 58 |
| Germe de blé | 31 |
| Germes de soja | 56 |
| Gibier (viande) | 46 |
| Gingembre | 40 |
| Goyave | 35 |
| Graines de badiane | 41 |
| Graines de chanvre | 57 |
| Graines de lin | 35 |
| Graines de tournesol | 38 |

| | |
|---|---|
| Grenade | 37 |
| Groseille à maquereau | 35 |
| Groseilles | 38 |
| Haricots | 55 |
| Haricots Borlotti | 56 |
| Haricots rouges | 56 |
| Haricots verts | 56 |
| Huile de canola | 51 |
| Huile de carvi noir | 50 |
| Huile de coriandre | 51 |
| Huile de fleur de fenouil | 50 |
| Huile de fleur de muscade | 50 |
| Huile de graines de courge | 50 |
| Huile de noix | 51 |
| Huile de palmiste | 50 |
| Huile de tournesol | 51 |
| Huître | 47 |
| Igname | 32 |
| Jaune d'œuf | 42 |
| Kaki | 36 |
| Kiwi | 35 |
| Lactose | 54 |
| Lactosérum (petit-lait) | 49 |
| Lait cru | 48 |
| Lait de brebis | 45 |
| Lait de poule | 58 |
| Lait de riz | 48 |
| Lait de soja | 55 |
| Lait en poudre | 47 |

| Lait pasteurisé | 47 |
| Langouste | 46 |
| Lapin | 48 |
| Légumineuses | 57 |
| Lentilles | 56 |
| Levure | 59 |
| Limonade | 54 |
| Mâche | 29 |
| Malt d'orge | 26 |
| Manioc | 28 |
| Melon | 36 |
| Menthe poivrée | 58 |
| Miel | 53 |
| Moringa | 29 |
| Mûre | 34 |
| Mûre de Boysen | 34 |
| Myrtilles | 34 |
| Navet | 31 |
| Noisettes | 35 |
| Noix | 38 |
| Noix de cajou | 34 |
| Noix de muscade | 40 |
| Noix du Brésil | 34 |
| Noix tigrée (souchet) | 59 |
| Nouilles de riz | 58 |
| Oeufs (œufs entiers) | 45 |
| Oeufs de caille | 48 |
| Oignon (blanc, rouge et jaune) | 31 |
| Orange | 36 |

| | |
|---|---|
| Orge | 26 |
| Origan | 40 |
| Pain | 57 |
| Pak choï | 30 |
| Pamplemousse | 35 |
| Pastèque | 36 |
| Patate douce | 31 |
| Pâtes de maïs | 58 |
| Pêches | 38 |
| Persil | 41 |
| Pistache | 37 |
| Poireaux | 30 |
| Poires | 36 |
| Pois | 55 |
| Pois chiches | 56 |
| Poisson | 45 |
| Poisson (conservé ou glacé) | 46 |
| Poisson fumé | 46 |
| Poivre noir | 41 |
| Poivron | 34 |
| Pomme | 33 |
| Pomme de terre | 30 |
| Porc | 47 |
| Poudre de curry | 40 |
| Poulet | 44 |
| Pousses de bambou | 26 |
| Pousses de pois | 29 |
| Prune | 37 |
| Pruneau | 37 |

| | |
|---|---|
| Quinoa | 30 |
| Radis | 30 |
| Rhum | 54 |
| Riz | 31 |
| Riz noir | 31 |
| Riz sauvage | 32 |
| Romarin | 41 |
| Saccharose | 55 |
| Saindoux | 50 |
| Salami | 49 |
| Sarrasin | 27 |
| Sauce soja | 59 |
| Saucisse | 49 |
| Sauge | 41 |
| Saumon | 49 |
| Schnaps | 54 |
| Sharon fruit | 38 |
| Sirop d'agave | 51 |
| Sirop d'érable | 52 |
| Soda | 54 |
| Soja | 55 |
| Spiritueux | 55 |
| Téguments de graines de psyllium | 37 |
| Thé noir | 40 |
| Thon en conserve | 47 |
| Thym | 41 |
| Tisane de camomille | 52 |
| Tisane de sauge | 54 |
| Tisane de verveine | 55 |

| Tomates | 36 |
| --- | --- |
| Trèfle | 31 |
| Vanille | 42 |
| Veau | 49 |
| Viande en conserve | 47 |
| Viande fumée | 43 |
| Viande non biologique | 43 |
| Viande séchée | 44 |
| Vinaigre balsamique | 59 |
| Vinaigre blanc distillé | 57 |
| Vinaigre de cidre de pomme | 33 |
| Vinaigre de vin rouge | 58 |
| Yaourt | 45 |